DIAGNOSTIC DIFFÉRENTIEL

ENTRE LA

CONSOLIDATION RETARDÉE DES FRACTURES

ET LA

PSEUDARTHROSE

AU POINT DE VUE

DU TRAITEMENT ULTÉRIEUR

PAR

Charles BOUTRY,

Docteur en médecine de la Faculté de Paris.

PARIS

A. PARENT, IMPRIMEUR DE LA FACULTÉ DE MEDECINE

Rue Monsieur-le-Prince, 31

1876

DIAGNOSTIC DIFFÉRENTIEL

ENTRE LA

CONSOLIDATION DES FRACTURES

ET LA

PSEUDARTHROSE

AU POINT DE VUE

DU TRAITEMENT ULTÉRIEUR

PAR

Charles BOUTRY,

Docteur en médecine de la Faculté de Paris.

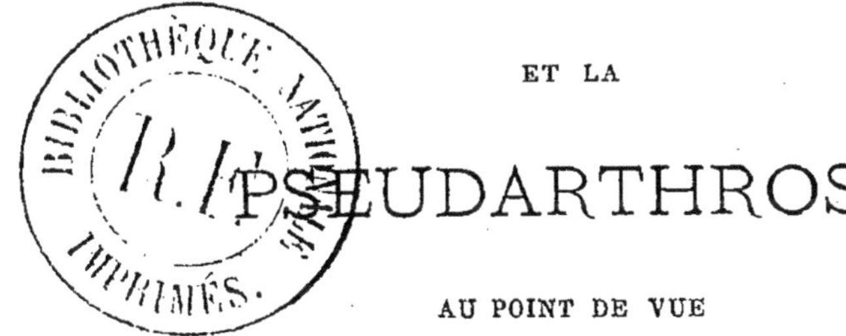

PARIS

A. PARENT, IMPRIMEUR DE LA FACULTÉ DE MEDECINE

Rue Monsieur-le-Prince, 31

1876

A MON PÈRE

A MA MÈRE

A MON FRÈRE

A MA TANTE

A MA FAMILLE

A MES AMIS.

Boutry.

DIAGNOSTIC DIFFÉRENTIEL

ENTRE LA

CONSOLIDATION INCOMPLÈTE DES FRACTURES

ET LA

PSEUDARTHROSE

AU POINT DE VUE

DU TRAITEMENT ULTÉRIEUR.

INTRODUCTION.

Dans son service de chirurgie de l'hôpital de la Charité, M. le professeur Trélat attira notre attention sur un malade porteur depuis 16 mois d'une fracture de cuisse qui venait à peine de se consolider. A ce propos, M. Trélat nous fit remarquer combien il est important, dans ces cas où le chirurgien se trouve en présence d'une consolidation très-lente à se faire, de bien s'assurer de la nature de cette non-consolidation. Est-elle due à un simple retard dans l'évolution du cal, ou bien doit-on accuser l'arrêt complet du travail d'ossification ? telles sont les deux questions qui dévront être résolues. De leur solution dépendra le choix des moyens de traitement qui devront être mis en œuvre. Donner les signes des non-consolidations dues à un arrêt de l'ossification, ceux à l'aide desquels on pourra reconnaître une pseudarthrose, faire connaître le traitement qui donne les meilleurs résultats dans le premier de ces deux cas, tel a été notre but dans ce travail. Nous n'avons pas la prétention de traiter une question nouvelle; notre intention a été de signaler à l'attention des chirurgiens un sujet qui, à ce qu'il nous a semblé, a été un peu négligé. Si nous n'atteignons pas notre but, que nos juges, dans leur bienveillance, en accusent notre inexpérience seule.

Qu'il nous soit permis de remercier ici M. le professeur Trélat, qui a bien voulu nous aider de ses conseils éclairés.

Notre travail sera divisé en quatre parties : dans la première nous donnerons un aperçu historique de la question qui nous occupe; la deuxième partie sera consacrée à une étude anatomo-pathologique de la consolidation incomplète et des pseudarthroses.

La troisième partie contiendra le diagnostic.

Enfin le traitement fera l'objet de la quatrième partie.

CHAPITRE PREMIER.

HISTORIQUE.

Les recherches historiques que nous avons faites nous ont montré que les chirurgiens n'ont pas assez tenu compte de l'importance clinique que peut avoir

le diagnostic différentiel entre le retard de la consolidation et la pseudarthrose proprement dite. Le premier de ces deux états doit trouver sa place dans une
classification de pseudarthroses. Or, dans la plupart
de celles que nous avons pu lire, la première classe,
qui devrait être dénommée consolidation incomplète,
fait défaut. Nous verrons plus tard quelle est la class
fication qui nous paraît la plus rationnelle.

M. Kuhnoltz (*Journal complém.*, tome III), donne
une classification très-compliquée de pseudarthroses.
Il ne dit pas un mot de ce que nous appelons la consolidation incomplète. Cette classification, aujourd'hui
entièrement abandonnée, n'a eu que le mérite d'atti-
rer l'attention sur l'anatomie-pathologique des
fausses articulations.

M. Cruveilhier (*Atlas d'anat. path. gén.*, tome I)
divise les pseudarthroses en trois classes :

1° *Arthrodie morbide.* — Les extrémités des fragments sont tantôt recouvertes de cartilage, tantôt le
cartilage est remplacé par une lame osseuse éburnée ;
une capsule fibreuse entoure les fragments, dont les
extrémités paraissent lubréfiées par de la synovie.

2° *Amphiarthrose morbide.* — Les fragments sont
réunis par du tissu fibreux plus ou moins résistant.

3° *Syssarcose morbide.* — Les fragments sont entièrement indépendants l'un de l'autre et perdus au
milieu des masses musculaires environnantes.

Encore silence absolu sur le retard de l'ossification.

En 1839, le chirurgien anglais Norris (*New-York
Journ. of medical*) a fait quatre classes de pseudarthroses.

1° Consolidation incomplète ;

2° Les fragments sont tout à fait désunis ;

3° Les fragments sont réunis par un tissu fibreux qui les tient plus ou moins rapprochés ;

4° La fausse articulation de nouvelle formation est une diarthrose avec capsule fibreuse renfermant un liquide analogue à la synovie. Les extrémités des fragments sont lisses, arrondies, recouvertes de cartilage.

Jusqu'à présent Norris est le seul qui ait mentionné la consolidation incomplète des fractures.

Gerdy (*Traité de chirurgie pratique*) donne une classification à peu près analogue. Seulement il retranche la première classe, et il ajoute une autre classe comprenant les pseudarthroses indurées.

Malgaigne (*Traité des fractures*, tome I) donne trois genres de fausses articulations :

1° Les fragments sont indépendants l'un de l'autre ;

2° Les fragments sont en contact par leurs surfaces fracturées ;

3° Il y a eu chevauchement des fragments.

Mais Malgaigne, je crois, omet à dessein la consolidation incomplète. En effet, dans le chapitre qu'il consacre aux fausses articulations et à leurs causes, il dit très-nettement que la non-consolidation qui résulte d'un retard de l'ossification doit à peine être admise vu sa rareté. Nous verrons plus tard qu'il ne s'occupe pas d'en faire le diagnostic, et que, le cas échéant, il se comporte comme s'il avait affaire à une pseudarthrose confirmée.

Follin (*Traité de pathol. externe*) donne trois variétés de fausses articulations :

1º Absence complète de réunion ;

2º Les extrémités des fragments sont réunies par un cordon fibreux ou par une capsule fibreuse ;

3º Il y a formation d'une nouvelle articulation avec surfaces cartilagineuses et une synoviale..

Follin d'ailleurs, dans le chapitre qui traite de la non-consolidation des fractures, ne dit pas un mot de la première classe de Norris. Son silence absolu à ce sujet ne laisse même pas entrevoir la possibilité d'une autre terminaison des fractures que celle par pseudarthrose.

Enfin nous arrivons à un auteur qui s'est efforcé de combler la lacune des classifications précédentes, en proposant comme classification de fractures non consolidées, les quatre classes de Morris, augmentées de la pseudarthrose indurée de Gerdy. Cependant cette classification de M. Béranger Féraud laisse à désirer, à notre avis, en ce sens qu'il fait une pseudarthrose de la consolidation incomplète. Il est, avec Boyer, celui qui attache le plus d'importance à distinguer, d'une façon aussi nette que possible, ce qu'il appelle la pseudarthrose incomplète de la pseudarthrose complète.

Dans cet aperçu historique sur les pseudarthroses, on le voit, nous n'avons pas eu la prétention d'apprécier chacune des classifications que nous avons passées en revue ni d'établir leur valeur comparative. Nous avons tenu seulement à faire constater que la plupart d'entre elles étaient incomplètes. La classification de Féraud, la plus complète, n'a pas seulement une importance théorique, elle a aussi une importance pratique considérable en ce sens que si le chirurigen est

bien convaincu, étant donnée une fracture non consolidée, qu'il a affaire à un simple retard dans l'évolution du cal, il devra instituer un traitement tout à fait
différent du traitement exigé par les autres variétés
de pseudarthroses. Nous verrons, dans la suite de ce
travail, que si les fausses articulations réclament une
intervention chirurgicale énergique, l'emploi des
moyens sanglants, tels que sétons, résections, qui
exposent des malades aux accidents des plaies, il n'en
est plus de même des consolidations incomplètes.
Celles-ci, en effet, n'étant pour la plus grande majorité
d'entre elles, que le résultat d'appareils mal appliqués ou laissés en place pendant un temps insuffisant,
de l'indocilité d'un malade turbulent, céderont en
général à l'influence d'une immobilisation plus complète et des appareils à extension, qui ont rendu de si
grands services entre les mains de Boyer et de
MM. les professeurs Trélat et Lefort.

Convaincus de l'importance de ce diagnostic, nous
allons nous efforcer de donner les signes à l'aide desquels il pourra être établi. Et d'abord l'anatomie pathologique va nous montrer la légitimité de la première variété de fausses articulations dans la classification de M. Béranger Feraud. Peut-être aussi, avec
son aide, parviendrons-nous à montrer les limites,
approximatives bien entendu, qui séparent la pseudarthrose de la consolidation incomplète.

CHAPITRE II.

ANATOMIE PATHOLOGIQUE.

Nous n'avons pas l'intention de retracer ici toutes les transformations que subit le cal pour arriver à l'état osseux ; ce n'est pas non plus le lieu de rappeler toutes les théories qui se sont succédé pour en expliquer la formation. Cependant, avant d'aborder la question de l'anatomie pathologique, il nous a semblé utile de rappeler en quelques mots par quelles phases successives passe le travail de consolidation des fractures.

Immédiatement après la production d'une fracture, le lieu où elle s'est faite et les parties voisines sont le siége d'un épanchement sanguin qui pénètre plus ou moins profondément dans le canal médullaire. Les muscles sont parsemés d'ecchymoses punctiformes. Au bout de huit à dix jours, après avoir subi la transformation graisseuse, cet épanchement se résorbe. Quant au périoste, par sa face externe, il contracte des adhérences avec les parties voisines, muscles ou tissu cellulaire ; à la fin du premier mois ces adhérences ont disparu. Par sa face interne, il exhale un exsudat qui se mélange avec l'épanchement.

Dans une deuxième période, l'organisation fibro-cartilagineuse se produit. La masse molle et jaunâtre de début devient lactescente et présente une consistance fibroïde. Elle forme autour de l'os un manchon au milieu duquel on voit bientôt apparaître les cavités

ovoïdes du cartilage. Plus tard apparaissent les ostéoplastes. D'après Follin, ce n'est que dans un certain
nombre de cas qu'il y a du tissu fibreux.

C'est dans la troisième période que commence le
travail d'ossification. Les îlots d'ostéoplastes dissé-
minés dans la masse fibroïde de la deuxième période
deviennent plus confluents. Enfin au bout de la neu-
vième ou de la dixième semaine l'ossification est
achevée.

Cela dit, qu'appellerons-nous consolidation incomplète ? Où commence la pseudarthrose?

M. Péan (Nélaton, *traité de path. externe*) a démon-
tré par des recherches nombreuses que le cal dont la
consolidation a été longtemps retardée, est d'abord
constitué par du tissu fibreux, qu'il passe avec len-
teur à l'état cartilagineux, et enfin qu'il se convertit
plus tard en tissu compacte. Le cal retardé offre donc
les mêmes transformations que celui qui parcourt ré-
gulièrement toutes ses phases. Si la marche du cal
est définitivement entravée, la pseudarthrose appa-
raît.

La consolidation incomplète est donc une prolon-
gation de la deuxieme période de l'évolution du cal
ou du début de la troisième période. La masse au milieu de laquelle plongent les fragments, reste à l'état
fibro-cartilagineux. Le travail de consolidation s'arrête, soit que le malade subisse l'influence de l'une
des causes générales auxquelles on attribue les non-
consolidations, soit que son indocilité, des mouvements prématurés aient éloigné le moment de l'ossification. Il y a consolidation incomplète.

Pour faire une pseudarthrose il faut qu'un autre

travail s'accomplisse. Une partie de la masse fibroïde qui marque le deuxième temps de l'évolution du cal, se résorbe. L'autre, de fibroïde qu'elle était, passe à l'état fibreux ; toute apparence cartilagineuse a disparu. Au milieu de la deuxième période de la formation du cal, le travail de cicatrisation intermédiaire s'arrête, chaque fragment se cicatrise isolément. Dès lors la pseudarthrose est constituée. Les fragments peuvent rester séparés l'un de l'autre par des masses de tissus environnants. C'est la pseudarthrose flottante. Dans d'autres circonstances, du tissu fibreux les réunit et les maintient plus ou moins solidement rapprochés. On cite des cas dans lesquels il se serait formé une véritable articulation, simulant les articulations normales, avec cartilage d'encroûtement, capsule fibreuse et synovie : c'est la cinquième classe de Béranger Féraud.

En résumé nous voyons que dans les consolidations incomplètes c'est un travail qui s'arrête, tandis que dans les pseudarthroses, c'est un travail qui commence, travail qui forme du tissu fibreux, et parfois toutes les parties constituantes d'une articulation.

D'après ce qui précède, consolidation incomplète et pseudarthrose sont deux variétés d'un même état d'une fracture, la non-consolidation. Par conséquent il nous semble que ces deux manières d'être d'une fracture non-consolidée ne peuvent être confondues sous le même nom de pseudarthrose. A notre avis, la classification de M. Béranger-Féraud devrait subir une légère modification, qui répondrait à un véritable besoin clinique. Nous la reproduisons donc ainsi qu'il suit :

$$\text{Non-consolidation} \begin{cases} \text{Consolidation incomplète.} \\ \text{Pseudarthrose} \begin{cases} \text{Pseudarthrose flottante} \\ \text{Pseudarthrose fibreuse} \\ \text{Pseudarthrose indurée} \\ \text{Pseudarthrose fibro-synoviale} \end{cases} \end{cases}$$

CHAPITRE III

SYMPTOMES ET DIAGNOSTIC.

Nous abordons actuellement la partie intéressante de notre sujet, intéressante sans doute pour le chirurgien, mais bien importante pour le malade à qui il s'agit de conserver un membre. Si le malade est porteur d'une pseudarthrose confirmée, quel est le moyen de traitement qui sera employé? Peut-être le chirurgien, à bout de ressources, ne pouvant obtenir la consolidation, sera-t-il obligé, après avoir épuisé toute la série des appareils, d'avoir recours à l'instrument tranchant. Or, peut-il répondre du résultat? N'est-ce pas mettre en question l'existence du membre et parfois la vie du malade? Boyer a insisté particulièrement sur l'urgence du diagnostic de la pseudarthrose et de la consolidation incomplète au point de vue du traitement ultérieur; dans ces cas il ne faisait intervenir l'instrument tranchant qu'avec regret. Je n'en veux pour preuve que l'opinion de l'éminent chirurgien sur l'opération de la résection qu'il qualifie de dangereuse et de difficile.

Dans son Traité des maladies chirurgicales, quoique ne donnant pas de classification de pseudarthroses, il distingue le cas où il n'y a qu'un manque de solidité du cal. Malheureusement il n'indique pas les signes à l'aide desquels le chirurgien pourra déterminer s'il est en présence d'une consolidation incomplète ou d'une pseudarthrose.

Malgaigne n'est pas du même avis que le professeur Boyer. Dans son livre sur les fractures, au chapitre des fausses articulations et de leurs causes, nous lisons que la consolidation incomplète doit à peine être admise, vu sa rareté. Cependant, il accorde qu'entre ces deux états, consolidation retardée et pseudarthrose, il y a une différence essentielle : « Des chirurgiens habiles ont cru plus d'une fois avoir affaire à des pseudarthroses et ont été conduits à pratiquer des opérations pour le moins inutiles. »

Mais selon Malgaigne, le diagnostic différentiel est sinon impossible, du moins très-difficile, et le chirurgien ne peut se prononcer pour une simple consolidation incomplète que par le long temps écoulé depuis la fracture et par la résistance aux moyens des traitements les plus rationnels. Il me semble d'abord qu'il n'est pas permis de baser le diagnostic sur la longueur du temps écoulé depuis la fracture, car ce temps aurait pu tout aussi bien être employé à faire une pseudarthrose.

« Je ne me dissimule pas, ajoute-t-il (page 297), qu'il y a quelque arbitraire à admettre comme de simples fractures en retard, toutes celles qui ont pu guérir sans opérations, et à ainsi circonscrire les pseudarthroses par la nécessité de recourir à la médecine opératoire, et cela n'est point d'accord avec les idées généralement admises. Mais, je le répète, la difficulté du diagnostic est telle qu'elle ne m'a pas paru pouvoir être tranchée autrement. » En résumé, il ressort de ces quelques lignes, que les chirurgiens doivent considérer comme ayant abouti à la formation d'une pseudarthrose, toute fracture qui, pendant un temps très-long, aura résisté aux moyens de traitement qui ne sont pas du domaine de la médecine opératoire. Cette manière de voir a une réelle utilité pratique en ce sens qu'elle permet au chirurgien d'épuiser toute la série des appareils contentifs et à extension continue, moyens inoffensifs, avant de recourir à l'instrument tranchant. Mais au point de vue théorique, Malgaigne a peut-être exagéré les difficultés de ce diagnostic, difficultés réelles, presque impossibles à résoudre dans certains cas, mais absentes dans des cas plus nombreux qu'il ne le pense.

Le temps écoulé (*Thèse de Paris* 1867, Puel) depuis la fracture n'a pas grande valeur. Suivant Bonnet, quand une fracture n'est pas consolidée au bout de quatre mois, il y a formation de pseudarthrose. Malgaigne donne comme limite cinq à dix mois. D'un autre côté (*Traité de chirurgie d'armée*), Legouest cite deux cas de fracture du fémur qui n'étaient pas consolidées, l'une après quinze mois, l'autre après dix-huit mois. Toutes deux guérirent. La première même se consolida au moment où Legouest, croyant à une pseudarthrose, était sur le point de pratiquer une opération.

On voit donc qu'il ne faut pas accorder une grande importance à ce signe sur lequel les opinions sont si diverses et qui est si variable lui-même.

A la vue, on peut quelquefois constater que la peau est livide, elle est parsemée de taches ecchymotiques indiquant un mauvais état local ; cet état est peut-être l'expression de la maladie générale qui domine l'organisme du malade. Le membre, dans certains cas, est gonflé, œdémateux, de plus il est généralement déformé. Mais ce sont là des signes généraux auxquels on ne doit pas attacher une grande importance ; ils sont inconstants et ne sont pas particuliers à la consolidation incomplète. On peut tout aussi bien les retrouver dans les pseudarthroses, d'autant plus que celles-ci, nous le croyons du moins, dépendent beaucoup plus souvent que les retards de l'ossification, d'un mauvais état général. Le malade qui fait le sujet de l'observation que nous avons prise dans le service de M. le professeur Trélat, les deux malades de Boyer, celui de M. le professeur Lefort, n'ont offert aucun signe de maladie générale. La consolidation incomplète, dans ces trois cas, dépendait du traitement local institué en premier lieu. Dans d'autres cas, elle est la conséquence des mouvements du malade.

Dernièrement, pendant sa visite, M. le professeur Gosselin examina un malade, qui, depuis six mois, était porteur d'une fracture des deux os de l'avant bras. Ce malade avait été traité par M. le Dr Panas qui, croyant la guérison impossible, l'avait abandonné, du moins à ce que raconte le malade. Voici dans quel état se trouvait son avant-bras : la moitié inférieure était fléchie sur la moitié supérieure ; au niveau de la flexion accidentelle, on voyait une cicatrice entourant à peu près le membre ; elle résultait d'une plaie produite au moment de l'accident. Les muscles étaient atrophiés, la main plus petite que du côté droit ; c'est à peine si le malade pouvait faire mouvoir les doigts. Les mouvements étaient douloureux et assez peu étendus, quoi qu'on pût faire mouvoir les fragments d'une manière manifeste. M. Gosselin affirma que, dans ce cas, on avait affaire à un cal retardé et non à une pseudarthrose. Il porta un pronostic favorable en se fondant sur l'hyperostose, dont les extrémités osseuses étaient le siége. C'est qu'en effet lorsqu'il y a consolidation incomplète, les extrémités des fragments sont épaissies, tuméfiées ; les extrémités osseuses non-seulement sont entourées de l'épanchement plastique, mais elles en sont infiltrées.

Cette hyperostose peut être considérée comme un signe de consolidation incomplète. Mais si ce gonflement des os peut être assez facilement perçu à l'avant-bras, à la jambe où les os peuvent être facilement atteints, il n'en est plus de même à la cuisse où le fémur est entouré d'une grande masse musculaire.

Il est un autre ordre de signes plus certains ; ils appartiennent plus particulièrement à la consolidation incomplète : ce sont les signes fournis par la palpation.

1° Si, en effet, on saisit à pleines mains le membre fracturé, et que l'on cherche à mouvoir les fragments en sens inverse l'un de l'autre, il est rare que l'on perçoive la crépitation qui résulte du frottement de deux surfaces rugueuses. Il arrivera beaucoup plus souvent, surtout si la fracture est ancienne, qu'une oreille attentive entendra une sorte de craquement. Ce craquement n'est pas difficile à expliquer. Reportons-nous au mode de formation du cal. Nous avons vu qu'à la fin de la deuxième période, on voyait apparaître dans la masse fibroïde qui entoure les extrémités des fragments, des ostéoplastes. Au commencement de la troisième période ils se réunissent par îlots sur la périphérie du cal incomplet qui existe à ce moment. Il y a donc là des points ossifiés sur une petite étendue. Or, à ce moment le travail d'ossification peut s'arrêter ; il y a consolidation incomplète. Si donc on fait mouvoir les fragments, il y aura rupture de ces points osseux et elle s'accompagnera de ce craquement particulier que nous venons de signaler.

2° De plus, la mobilité des fragments est à peine perceptible ; on peut se rendre compte de ce phénomène, si on se rappelle que les deux fragments sont entourés d'une masse fibroïde qui, au commencement de la troisième période d'évolution du cal, a une certaine consistance. Dans un bon nombre de cas, on est obligé de faire des efforts vigoureux pour obtenir la réduction lorsqu'il y a déformation.

3° Quelle est l'impression ressentie par les malades au moment où on imprime au membre fracturé les mouvements nécessaires à l'exploration? Si cette exploration est faite avec ménagement, les malades accuseront à peine une légère douleur. Mais que le chirurgien y mette plus de vigueur, la douleur augmente de plus en plus, ressemble en intensité à celle que les mouvements produisaient quelques heures après l'accident, elle deviendra atroce quand le déplacement des fragments, cause d'une déformation plus ou moins marquée, exigera leur réduction. C'est alors que le chirurgien, guidé non-seulement par la nécessité d'obtenir la résolution des muscles qui s'insèrent sur l'os fracturé, mais aussi par le désir d'éviter au patient cette violente douleur, aura recours à l'anesthésie réclamée d'ailleurs par le malade.

La production de la douleur est facile à comprendre. Dans les premiers moments qui suivent la fracture, il s'établit à son foyer même un état inflammatoire qui rend douloureuses les explorations faites par le chirurgien. Par la position horizontale, par le repos absolu, cette douleur s'apaise graduellement, et disparaît même dès qu'il y a arrêt dans l'évolution du cal ; c'est que, dès ce moment, cette inflammation qui est une des nécessités de la formation du cal a disparu aussi ou tout au moins a considérablement diminué. Si donc on vient à mouvoir les fragments osseux, il en résulte une excitation, une irritation qui rappelle ou réveille l'inflammation et par suite la douleur.

Tels sont les deux signes principaux de la consolidation incomplète : mobilité obscure, à peine perceptible, dans certains cas, douleur pendant les mouvements imprimés aux fragments ; ils sont les plus constants.

Comparons-les à ceux que fournissent les pseudarthroses.

Comme dans la consolidation incomplète, la vue ne nous révèle que la déformation, l'amaigrissement plus ou moins marqué du membre résultant de l'inaction à laquelle il est condamné. Là encore, c'est la palpation qui va nous fournir toutes les indications sur lesquelles le chirurgien pourra établir son diagnostic. Dans les pseudarthroses proprement dites, les symptômes peuvent changer d'un malade à un

autre ; mais il en est deux qui sont constants, qui do-
minent pour ainsi dire toute la pathologie des pseudarthroses. Ces deux signes sont : la douleur et la mobilité. Ce signe, douleur, en général, n'existe que dans
le cas de pseudarthrose fibro-plastique ; mais ici les
mouvements communiqués sont douloureux par la
raison que les extrémités des fragments sont atteintes
de nécrose, de carie ou bien d'infiltrations cancéreuses
et tuberculeuses. Et comme ces différentes affections
des os sont accompagnées d'une certaine inflammation, il n'est pas étonnant que les mouvement soient
douloureux. Mais d'une façon générale, les fragments
étant supposés indemnes de toute lésion, la douleur
est absente, pourvu toutefois que l'exploration ne
communique pas aux fragments des mouvements ca-
pables d'amener la déchirure des liens fibreux qui
unissent les fragments l'un à l'autre. Mais cette douleur même, qui au premier abord semblerait devoir
obscurcir le diagnostic, va au contraire servir à l'é-
claircir. Ces déchirurés des fibres ligamenteuses,
cause de la douleur, se passent sous les doigts du
chirurgien qui tient les fragments à pleines mains.
Elles produisent un craquement résultant de l'arra-
chement des insertions fibreuses.

Le second signe important révélé par la palpation
est la mobilité anormale bien plus étendue dans les
pseudarthroses que dans la consolidation incomplète.
Le fragment inférieur, et c'est toujours lui que l'on
fait mouvoir sur le supérieur, est parfois si mobile,
qu'à la portion du membre auquel il appartient on
peut faire exécuter des mouvements très-étendus.
Cela se remarque surtout dans les pseudarthroses

flottantes. Dans ces dernières, il est, dans quelques cas, possible au chirurgien, en déprimant la peau, d'introduire son doigt entre les deux fragments, de telle sorte que lorsqu'on abandonne le membre à lui-même, la région du membre correspondante à la fracture est complètement dépourvue d'os. Cela se voit à la cuisse et au bras. M. le docteur Chalvet (*Bulletin de la Société anatomique*) cite une observation de pseudarthrose de la jambe chez une petite fille âgée de huit ans : « La portion du membre placée au-dessous de la fracture flotte en tous sens quand la malade remue la jambe. Lorsque le membre repose sur un plan horizontal, le pied tombe contourné sur l'un ou l'autre de ses bords. » Cela se remarque surtout dans les cas où les tissus environnants se sont interposés entre les surfaces fracturées ; cependant une mobilité aussi considérable est l'exception. De même il est exceptionnel de voir une pseudarthrose fibreuse assez serrée pour permettre l'exécution de certaines fonctions du membre, la marche, par exemple.

Enfin, généralement, dans la pseudarthrose confirmée, les extrémités des fragments reprennent leur volume primitif et ne sont pas le siége de l'hyperostose signalée par M. le professeur Gosselin.

En résumé, mobilité anormale assez étendue ; absence de douleurs, craquements fibreux ; possibilité, dans certains cas, d'introduire le doigt entre les deux fragments, en les écartant l'un de l'autre, absence presque constante de l'hyperostose que l'on constate quelquefois dans les cas de cal retardé ; tels sont les signes de la pseudarthrose confirmée.

Il nous reste peut-être un dernier moyen pour reconnaître la consolidation incomplète, mais on porterait alors un diagnostic rétrospectif.

Dans les cinq observations que nous citons, c'est l'extension permanente qui a amené la guérison. Peut-elle être employée dans les véritables pseudarthroses avec quelque chance de succès ? Je me demande quelle sera son action sur les extrémités des fragments cicatrisés, séparées par l'interposition des parties voisines, comme dans la pseudarthrose flottante ou dans une pseudarthrose fibro-synoviale ? D'accord en cela avec M. Béranger-Féraud, je crois qu'elle sera pour le moins inutile. Je ne parle pas de l'extension appliquée aux os tuberculeux, cancéreux ou atteints d'ostéite ; elle ne serait pas supportée. A première vue, il semble qu'elle aurait plus de chances de réussir dans une pseudarthrose fibreuse. Mais, dans cette dernière, c'est à peine si l'on pourrait par le frottement quotidien des fragments, par les sétons, par la résection (car tous les procédés ont leur insuccès), c'est à peine si l'on pourrait obtenir la sécrétion des éléments qui plus tard formeront le cal. Or, l'extension permanente n'a pas, je crois, le pouvoir excitant des moyens que je viens de citer. Elle peut bien activer un travail de cicatrisation déjà commencé et dont il reste encore des traces au moment où elle est appliquée ; mais je ne crois pas qu'elle puisse détruire un travail de cicatrisation achevé. Donc, la théorie nous indique que l'extension permanente appliquée sur la fausse articulation ne doit pas donner de résultats. Aussi, la voyons-nous peu employée par les praticiens, lorsqu'ils se trouvent en présence d'une fracture non consolidée. Elle est employée assez fréquemment, je le sais, dans les fractures récentes, non pas pour agir sur la formation du cal, mais|pour remédier au déplacement des fragments, et pour tâcher de rendre au membre sa longueur primitive.

Tout autres sont les résultats fournis par l'extension continue dans les consolidations incomplètes, Ici les succès sont les plus nombreux. Mais si d'un côté, dans les pseudarthroses, elle ne donne pas de résultats, et si d'un autre côté, elle est si efficace dans les consolidations incomplètes, ne peut-elle être un moyen de diagnostic entre ces deux états ; moyen tardif, c'est vrai, qui importe peu au malade guéri, mais qui somme toute aurait un intérêt scientifique, en indiquant une fois de plus qu'on avait affaire à un cal retardé et non à une pseudarthrose. D'ailleurs, je ne suis pas le seul de cette opinion. S. Cooper (*Traité de Pathologie chirurgicale*, p. 228), quoique n'insistant pas sur le diagnostic de la consolidation incomplète de la pseudarthrose, S. Cooper, à propos du traitement des fractures non consolidées par défaut d'immobilité et de coaptation, dit que les fragments doivent être placés dans une coaptation plus parfaite et que l'on devra recourir à un appareil et à un repos du membre, tels qu'ils maintiennent une réduction plus complète et plus permanente. Mais il ajoute : « Cependant ces moyens ne conviendront que quand une fausse articulation n'est pas complètement formée. Car, une fois que le fâcheux résultat est arrivé, il n'y aura plus de succès à espérer d'une amélioration de la santé générale ni des moyens employés dans le but de maintenir le membre immobile. »

Et Malgaigne, lui aussi, n'est pas loin d'admettre que toute non-consolidation dont la guérison demande une intervention chirurgicale énergique, est une pseudarthrose.

Pour nous résumer en quelques mots, d'après les signes que nous venons d'exposer, le chirurgien ayant à traiter une fracture non consolidée, pourra diagnostiquer une consolidation incomplète, quand il ne pourra communiquer aux fragments que des mouvements très-limités, à peine perceptibles dans certains cas, douloureux pour le malade. Car, ainsi que nous l'avons dit, douleur et mouvements sont les deux signes à peu près constants d'une consolidation incomplète. C'est surtout sur eux que le chirurgien pourra baser son diagnostic. Il pourra s'aider des circonstances qui auront empêché la consolidation. Le retard dans l'évolution du cal est en effet plus souvent la conséquence d'une immobilisation incomplète due, soit à l'indocilité du malade, soit à la défectuosité des appareils. La pseudarthrose est plutôt liée à un état diathésique. Les cinq observations que nous donnons en sont des exemples.

CHAPITRE IV.

TRAITEMENT.

Nous avons déjà fait ressortir quelle était l'importance du diagnostic différentiel entre la consolidation incomplète et la pseudarthrose. Nous avons vu que l'intérêt de ce diagnostic n'était pas seulement théorique, mais qu'il était surtout pratique, puisque de lui dépendait la thérapeutique à suivre. Malgaigne, S. Cooper, en effet, disent qu'une fois la pseudarthrose constituée, on ne doit plus rien espérer des appareils d'immobilisation et qu'il faut recourir à un traitement plus énergique. Dans le traitement de la pseudarthrose, quelle qu'en soit la variété, le bistouri joue le premier rôle ; c'est lui que le chirurgien, à bout d'appareils, appelle à son secours. Je ne veux pas ici passer en revue tous les moyens thérapeutiques qui ont été dirigés coutre les fausses articulations, cela ne rentre pas dans le cadre de ce travail ; je ne veux dire que quelques mots sur les principaux moyens adoptés et mesurer avac chiffres à l'appui leur degré d'innocuité. On a successivement employé la méthode des frottements que Boyer regarde comme dangereuse et insuffisante, les injections irritantes au niveau même de la fracture. Les statistiques donnent des guérisons mais aussi des insuccès ; au moins on n'a pas de mort à déplorer. Si l'on parcourt les statistiques du traitement dont le principal agent est l'instrument tranchant, on trouve non-seulement des insuccès, mais aussi des morts ; les guérisons n'y entrent que pour moitié. M. Puel (Thèse de Paris, 1867) réunit 184 opérations d'acupuncture, scarification, rupture de parties intérmédiaires, sétons ; sur ces 184 opérations, il trouve 92 guérisons, 73 insuccès, 3 morts, 6 cas indéterminés.

Pour la rugination des fragments, Gurlt, professeur à l'Université royale de Berlin, réunit 13 cas sur lesquels 7 guérisons, 2 morts, le reste indéterminé, mortalité 6 $^{0}/_{0}$.

Nous arrivons à une opération qui a donné de beaux succès, mais où les cas de mort deviennent plus fréquents ; je veux parler de la résection pratiquée sur un seul des fragments ou sur les deux. Malgaigne a réuni 61 cas de résection ; sur ces 61 cas, il y a eu 36 guérisons, 19 insuccès, 6 morts ; mortalité 9 °$_{\text{o}}$.

Gurlt en réunit 125 cas, 74 guérisons, 39 insuccès; 10 morts ; mortalité 8 °$_{\text{o}}$.

Béranger Féraud en réunit 230 cas : 131 guérisons, 79 insuccès, 5 indéterminés, 15 morts ; mortalité de 6 °$_{\text{o}}$.

Si, maintenant, nous réunissons toutes les opérations exigées par les dernières méthodes de traitement que nous venons de passer en revue, nous trouvons au total 600 opérations qui donnent une mortalité de 6 °$_{\text{o}}$.

Cette mortalité n'est relativement pas considérable, mais encore doit-elle faire redouter au chirurgien l'emploi de l'instrument tranchant, sans toutefois l'empêcher de s'en servir lorsqu'il le juge convenable.

D'une façon générale, toute opération est dangereuse puisqu'elle expose le malade à tous les accidents des plaies. C'est l'avis des auteurs du Compendium de chirurgie. A propos de bandages servant à maintenir le membre, ils disent : Nous n'hésitons pas à les conseiller et lorsqu'ils atteignent le but, nous préférons en prescrire l'usage pendant toute la vie plutôt que de soumettre le malade aux chances des opérations qui ont été imaginées pour obtenir la cure radicale

Mais, si l'on n'a pas affaire à une pseudarthrose, d'après Malgaigne, S. Cooper et Boyer, tous ces moyens doivent être proscrits : ce sont les appareils à immobilisation ou à extension, employés à part ou combinés qui prennent la première place dans le traitement. Parmi eux, ceux qui ont été préconisés et qu semblent donner les meilleurs résultats, sont les appareils à extension continue.

Dans les fractures récentes, le chirurgien n'emploie l'extension que dans les cas où il y a chevauchement marqué des fragments et par suite raccourcissement du membre. Dans le cas de consolidation incomplète, l'indication d'allonger le membre se présente souvent, mais il peut arriver que le membre ait conservé sa longueur. Dans ce cas, devra-t-on renoncer à l'extension permanente? Non, car l'extension a une action mécanique de deux sortes : Elle rend au membre sa longueur primitive et elle agit sur la fracture elle-même en tiraillant et par conséquent en excitant la substance fibro-cartilagineuse qui entoure les fragments. Appliquée pendant un certain temps, elle réveillera une inflammation propice à la transformation ultérieure de cette masse en un tissu osseux qui permettra au membre de reprendre ses fonctions. M. Féraud ne lui accorde qu'une médiocre confiance. Pour ce chirugien elle n'est qu'un moyen secondaire auquel on doit associer les frottements répétés, l'acupuncture ou les aiguilles, et encore, moyen secondaire qui n'a quelque chance de réussir que quand il y a chevauchement.

Sans doute, dans ce dernier cas, l'irritation sera plus vive, le tiraillement étant plus actif. Mais pourquoi ne pas la croire suceptible de se produire quand les fragments sont dans une position telle que le membre a sa longueur normale?

Observation I.

Bellonte (Antoine), emballeur, 27 ans. Entré à l'hôpital de la Charité, le 17 avril 1875, dans le service de M. le professeur Trélat, salle Sainte-Rose, n° 5.

Antécédents. — Fracture du fémur droit à peu près à l'union du tiers supérieur avec le tiers moyen, à l'âge de 4 ans. Cette fracture n'avait du reste gêné le malade en aucune façon. Cependant, quelques douleurs spontanées par les temps humides, et aussi la fatigue qui survenait plus rapidement du côté lésé après son travail ou après une longue marche, lui rappelaient seules l'accident de son bas-âge. La fracture ne s'était pas accompagnée de raccourcissement, ce qui d'ailleurs arrive assez souvent chez les enfants.

Parmi les antécédents de ce malade nous trouvons encore une fièvre typhoïde à l'âge de 20 ans, c'est-à-dire au mois d'août 1868, à la suite de laquelle il est resté cinq mois au lit, il a gardé deux ans une otalgie qui est complétement disparue aujourd'hui.

En 1873, une pneumonie le retient un mois au lit. Ajoutons à cela, que par sa profession d'emballeur, il buvait un peu plus que de raison, d'où un léger alcoolisme. Il n'est pas syphilitique d'ailleurs.

Tels sont les antécédents du malade qui, le 17 juin 1874, se fractura la cuisse droite. Voici dans quelles circonstances : il accompagnait une de ces lourdes voitures qui servent à transporter les marchandises, lorsque, voulant monter sur le siége, il glissa sur le marche pied et tomba debout entre celui-ci et la roue qui lui passa sur le pied droit. La douleur amena une syncope, il fut renversé entre la voiture et le trottoir de la route. La roue de l'arrière-train lui atteignit la cuisse droite. Il fut transporté immédiatement dans une maison religieuse du voisinage, où il reçut les premiers soins d'un médecin appelé aussitôt. Le 18 juin, il fut amené à l'hôpital Cochin, dans le service de M. le professeur agrégé Desprès, auquel le médecin appelé au premier abord, fit savoir, du moins à ce que raconte le malade, qu'au moment de l'accident, une plaie donnait issue au fragment inférieur. Nous ignorons donc quelle est la valeur de ce renseignement. Le fait est que cette plaie qui n'a laissé d'autre trace qu'une légère cicatrice d'un centimètre de diamètre, adhérant à peine aux parties profondes, cette plaie, dis-je, a été guérie au bout de quinze jours et sans suppuration.

M. le Dr Desprès, lui appliqua, le jour de son entrée, l'attelle américaine qui fut laissée en place pendant cinquante-deux jours, ce qui nous reporte au 9 août. L'attelle américaine fut remplacée par un appareil silicaté emboîtant toute la jambe et fendu sous sa portion fémorale, de manière que l'on pouvait, à l'aide de courroies suceptibles d'être resserrées tous les jours, exercer une compression énergique. Cet appareil ne prenait pas le bassin. On le laissa en place pendant quarante jours, c'est-à-dire jusqu'au 18 septembre. A la suite de cette compression trop énergique, la jambe fut envahie par un œdème assez considérable, des phlyctènes même apparurent au niveau des malléoles. L'appareil fut enlevé. Des tractions furent exercées dans le but de ramener le membre dans la rectitude, autant que faire se pouvait, et la jambe fut remise dans un second appareil silicaté qu'on laisse en place pendant un mois, ce qui nous amène au 18 octobre.

On était donc au cinquième mois du traitement et pourtant il n'y avait pas encore trace de consolidation.

M. le professeur agrégé Desprès pensa activer le travail de réparation en introduisant au niveau de la fracture un tube à drainage, qui fut laissé quinze jours en place. Aujourd'hui encore deux cicatrices, apparentes à la partie antérieure et postérieure de la cuisse, indiquent l'endroit précis où avait été passé le drain. Ce traitement n'amena pas le résultat attendu. C'est alors que le malade fut placé dans une gouttière de Bonnet.

A ce moment la jambe, à ce que dit le malade, était considérablement raccourcie. Il était dans l'impossibilité absolue de la bouger, les mouvements communiqués étaient possibles, mais douloureux surtout dans le genou.

Il resta dans la gouttière de Bonnet jusqu'au 15 février.

Au mois de décembre, pour la première fois, il avait été pris de coliques néphrétiques très-violentes, qui se reproduisirent en février avec une nouvelle intensité, et le tourmentèrent pendant une quinzaine de jours environ. Depuis cette époque, jusqu'au jour où nous avons pu examiner ce malade, plusieurs fois il a eu à supporter de nouvelles attaques, qui, jointes à un séjour prolongé au lit, ont contribué à l'affaiblir d'une façon notable. Il nous a montré des calculs dont le volume varie depuis celui d'un grain de sable jusqu'à celui d'un haricot.

Dans la seconde quinzaine de février 1875, le malade demande sa sortie et se fait transporter chez lui. Il y est resté deux mois, ne pouvant pas bouger de son lit ; sa jambe était absolument libre de tout appareil, il ne s'en occupa pas. Il demanda les soins d'un médecin pour les coliques néphrétiques seules.

Le 17 avril 1875, il se décida à entrer à l'hôpital de la Charité, dans le service de M. le professeur Trélat. Voici dans quel état il se trouvait à ce moment :

Œdème du pied et de la jambe droite, articulation du genou volumineuse, empâtée, roide, très-douloureuse, surtout pendant les mouvements communiqués. Ce malade est couché sur la cuisse droite, à la partie supérieure de laquelle on trouve un angle saillant, auquel correspond à la partie interne une forte dépression. Cet angle est formé par les deux fragments, dont le supérieur est relevé par les muscles abducteurs; de là, une déformation considérable pouvant être représentée par un angle droit. Il n'y avait pas de consolidation, comme l'indiquait la mobilité des deux fragments.

Quel était le traitement à instituer ? Avant toutes choses, suivant M. le professeur Trélat, il fallait modifier l'état de la jambe et du genou, qui, comme nous l'avons déjà dit, étaient très-tuméfiés, puis tâcher d'obtenir le redressement de la cuisse, et continuer le traitement par l'application d'un appareil à extension continue à poids.

Les dix premiers jours qui suivirent l'entrée du malade à l'hôpital de la Charité furent exclusivement consacrés à l'application d'un traitement ayant pour but la résolution de l'arthrite. Le 27 avril, le malade fut chloroformé ; par l'extension et la contre-extension, aidées d'une pression énergique sur l'angle saillant de la fracture, on put amener le membre dans la rectitude à peu près complète; le raccourcissement était insignifiant. Un appareil à extension continue fut ensuite appliqué.

Construit sur les indications de M. le professeur Trélat, il se composait d'une planchette de forme rectangulaire, munie de deux crochets destinés à la fixer au pied du lit, à la barre supérieure et à la barre inférieure. La partie supérieure de cette planchette était percée d'une fenêtre horinzontale, à laquelle était adaptée une poulie. Sur cette dernière, reposait le lien dont une des extrémités retenait les poids qui devaient produire l'extension. L'autre extrémité était reliée à un étrier, placé sous le pied du malade et formé par une bandelette longitudinale, fixée sur la jambe par des bandelettes circulaires de diachylon. Enfin le tout était maintenu par quelques tours de bandes. C'était là un appareil très-solide qui permettait de faire une extension considérable.

Quant à la contre-extension elle était réalisée par deux alèzes, l'une passant sous l'aine gauche et s'attachant à l'extrémité supérieure du lit, l'autre sous l'aisselle droite et se fixant aux parois latérales du lit du côté gauche du malade. Ces deux alèzes étaient nécessaires et se complétaient l'une l'autre. La première seule n'aurait pu empêcher le malade de se pencher du côté droit et par suite la contre-extension n'aurait plus été aussi complète. C'est à cet inconvénient que devait remédier la seconde alèze, en maintenant ce malade sur le côté gauche du lit.

Un poids de 4 kilogrammes fit d'abord l'extension. 7 kilog. furent ensuite essayés, mais le malade ne put supporter ce poids : on fut obligé de s'en tenir à 6 kilogrammes.

Le premier effet que produisit cet appareil fut la cessation presque complète de la douleur du genou. Le malade le supporta très-bien pendant un mois ; mais l'irritation, les excoriations produites sur la peau par les bandelettes de diachylon, par les alèzes, déterminèrent le renouvellement de l'appareil le 25 mai. Le nouvel appareil fut bien supporté pendant deux mois. A la fin de juillet, il fut une deuxième fois renouvelé et maintenu jusqu'au 10 septembre, jour où M. le professeur agrégé de Lens, qui avait pris le service, devant le bon état de la fracture, conseilla de renoncer aux appareils et à l'extension.

Le malade pouvait marcher à l'aide de béquilles, son membre prenait peu à peu de la force. La consolidation était complète. Mais, dans le courant de janvier 1876, il fut pris d'anurie et succomba à des accidents d'urémie. Malheureusement l'autopsie n'a pas été faite.

On a invoqué une multitude de causes pour expliquer les non-consolidations de fractures. Parmi ces causes, quelques-unes ont une influence incontestable ; telles sont la scrofule, la syphilis, l'alcoolisme. Mais, sans contredit, les causes dont l'action doit être regardée comme prépondérante, sont celles qui dépendent de la défectuosité du traitement primordial. Or, chez notre malade, on ne peut invoquer le scrofule, la syphilis ou l'alcoolisme. On ne peut pas davantage invoquer la maladie générale qui s'est traduite par des coliques néphrétiques, puisque ces coliques n'ont fait leur apparition qu'au mois de

novembre 1874, c'est-à-dire cinq mois après l'accident
dont notre malade a été victime. Il faut donc recher-
cher la cause de cette non-consolidation dans le traitement appliqué dans le principe. Le premier reproche
que l'on peut adresser aux appareils appliqués pendant le séjour du malade à l'hôpital Cochin, c'est
qu'aucun d'eux n'immobilisait le bassin ; par suite, le
fragment supérieur était entraîné par les mouvements
du bassin ; car il est bien difficile d'obtenir du malade
une immobilité absolue. Pendant tout ce temps, du-
rant lequel le membre a été enfermé dans des appareils, la malade s'affaiblissait, son appétit diminuait
par défaut d'exercice, il s'anémiait, perdait ses forces,
et avec elles s'en allaient les quelques chances d'une
consolidation qui, dans de semblables conditions, sera
désormais très-difficile à obtenir.

Dans ce cas, quatre mois et demi d'extension ont
suffi pour amener la consolidation depuis si longtemps
attendue.

Observation II.

(W. Tamplin, *London Med. Gaz.*, 1850, vol. XI.)

Miss X., âgée de 25 ans, a fait une chute à l'âge de
14 mois. Le chirurgien appelé ne constata qu'une
légère incurvation du tibia et un affaiblissement
de la marche, il ne reconnut pas de fracture.
Jusqu'à l'âge de 3 ans, l'enfant marcha difficile-
ment, il est vrai, mais ne boita pas : on put constater une fracture du tiers inférieur, faussement unie
« falsely united » dit Tamplin, dans l'observation pu-
bliée. On chercha inutilement à rompre cette fausse

union. Un appareil fut appliqué pour soutenir le membre. Tout paraissait bien marcher, lorsque cette enfant fut victime d'un nouvel accident : elle se fit une fracture du péroné. On mit la jambe dans un appareil, la fracture du péroné se consolida. A l'âge de 9 ans, on emprisonne sa jambe dans un second appareil qui lui permet de marcher ; mais de temps en temps elle est obligée de se servir de béquilles. Sa santé générale est mauvaise, la colonne vertébrale est incurvée. Le moindre effort de marche, à mesure qu'elle avance en âge, provoque des douleurs constantes au niveau de la fracture. Un médecin spécialiste pour les maladies de la moelle est appelé : il brise le faux cal et applique un appareil à extension, qui ramène la jambe à l'état normal ; seulement, dès que l'extension est relâchée, la jambe revient à sa position vicieuse. Ce traitement fut maintenu pendant deux ans. Pas de résultat : l'enfant avait 11 ans. Jusqu'à l'âge de 15 ans sa jambe fut entourée d'attelles. A cette époque, c'est-à-dire en 1840, une consultation de chirurgiens propose l'amputation. Cette opération n'est pas acceptée. Un nouvel appareil maintient la jambe dans la rectitude : la marche est toujours douloureuse.

En 1849, M. W. Tamplin voit la malade et constate une fracture du tibia au tiers inférieur, oblique en haut. Le fragment supérieur est projeté en pointe en avant et chevauche au-dessus du fragment inférieur. La jambe est de deux pouces et demi plus courte que l'autre. Le genou, par suite du tiraillement irrégulier des ligaments a cédé en dehors. La malade ne peut mettre le pied par terre sans être soutenue, et surtout sans éprouver de vives douleurs au niveau de la fracture et du genou ; sa santé générale est toujours mauvaise. Dans ces conditions, M. Tamplin fait ses réserves, et avant d'en venir à l'amputation, il veut encore essayer l'extension permanente. Selon lui, il y a trois indications à remplir : 1º amener les fragments au contact ; 2º obtenir la résorption du faux cal et tacher d'obtenir une réunion, soit par une consolidation osseuse, soit par une contraction du faux cal qui entoure immédiatement la fracture. Dans ce but, il fait faire un instrument qui emboîte la cuisse au-dessus des condyles du fémur ; au pied l'instrument est muni d'une vis qui permet d'augmenter graduellement la distance entre le genou et le pied. L'appareil est appliqué le 31 juillet 1849. Pendant quatre jours, on fait une extension qui provoque une telle douleur dans les gastrocnémiens que le chirurgien est obligé de sectionner le tendon d'Achille. La jambe reste libre pendant huit jours. Au bout de ce temps on remet l'appareil, et de nouveau on fait l'extension. En même temps on exerce sur le tibia, au niveau du point fracturé, une pression ferme et continue, ainsi qu'une contre-pression sur la face postérieure de la jambe au-dessus des malléoles. Ce traitement est continué jusqu'au 9 janvier 1850. A cette époque on trouve que la jambe est de la même longueur que l'autre et que l'os garde de lui-même sa position normale. L'appareil est définitivement enlevé, on le remplace par des attelles et un instrument destiné à soutenir le genou, qui d'ailleurs était revenu à sa place pendant l'extension, et à soutenir le tibia dans le cas où la réunion n'aurait pas été complète.

Le 26 février, la malade peut amener sa jambe dans la position horizontale sans ressentir de douleur et sans que l'on puisse constater de mobilité anormale.

Le 3 avril, la malade se tient debout, peut marcher seule et sans douleur et sans le moindre signe de mobilité au niveau de la fracture. Depuis elle a pu se servir de sa jambe. Sa santé générale s'est considérablement améliorée.

Cette dernière observation montre bien que le chirurgien doit s'armer d'une grande patience et ne désespérer du succès que quand tous les appareils à immobilisation et à extension, appliqués suivant les règles, ont échoué entre ses mains.

Dans d'autres cas, on peut combiner l'emploi des appareils à immobilisation et à extension permanente. C'est ce que fit Boyer chez les deux malades dont nous rapportons plus bas l'observation : « Lorsqu'il n'y a qu'un manque de solidité du cal, dit-il, on doit persister dans l'emploi des moyens contentifs, et redoubler d'attention pour tenir les membres fracturés dans l'immobilité. » Il conseille le bandage roulé, additionné d'attelles de carton et de bois pour les fractures de jambe. Mais il recommande, d'une manière particulière, les appareils à extension continue qui lui ont rendu les plus grands services.

OBSERVATION III.

X...., se fracture la cuisse droite. Au bout de quatre mois, le cal n'était pas encore solide. Les chirurgiens consultants convoqués proposèrent les uns, de frotter les fragments l'un contre l'autre, les autres de gratter l'extrémité des fragments à l'aide d'un scalpel, d'autres encore allèrent jusqu'à proposer la résection. Dans tous les cas, tous s'accordaient à dire qu'il se ferait une articulation contre nature. Le professeur Boyer, encouragé par la bonne constitution du malade, continua à appliquer un bandage roulé, à l'action duquel il ajouta l'extension permanente. Après trois mois de ce traitement, sept mois après l'accident, la fracture fut solidement réunie, et le membre se trouva presque aussi long que celui du côté opposé.

Observation IV.

Il s'agit d'un homme de 64 ans, qui entra à la Charité au quarantième jour d'une fracture mal réduite. Le traitement primitif avait été dirigé par un charlatan qui s'était contenté d'appliquer quatre attelles de carton et quelques tours de bande, et de prescrire des fomentations avec une eau particulière. Tous les jours, l'appareil était levé, et des mouvements étaient imprimés aux fragments pour savoir si la fracture se consolidait. Boyer fit appliquer son appareil à extension continue qui remplissait, selon lui, la double indication de maintenir les fragments immobiles, et de rendre au membre sa longueur naturelle. Au bout de soixante jours, l'appareil était levé, et la fracture fut trouvée consolidée.

Ces deux malades, de même que celui que j'ai observé dans le service de M. le professeur Trélat, paraissaient n'être sous l'influence d'aucune diathèse pouvant expliquer le retard de la consolidation. Chez ses deux malades, Boyer l'attribue à l'imperfection du premier traitement qui n'avait pas suffisamment immobilisé les fragments.

- Dans l'observation suivante, communiquée à la Société de chirurgie par M. le professeur Lefort, l'extension permanente et les frottements répétés chaque jour ont été employés concurremment.

OBSERVATION V.

Alex. B..., âgé de 20 ans, fait une chute de cheval le 15 avril 1864, et se fracture la cuisse droite. On lui applique successivement un appareil de Scultet laissé en place vingt-cinq jours, un appareil dextriné que le blessé porte pendant deux mois. Trois mois après l'accident, le travail de consolidation ne s'était pas effectué. Le 25 juillet il entra à la Charité dans le service du professeur Velpeau, qui appliqua un nouvel appareil dextriné pendant deux mois. Le malade entra dans le service de M. le professeur Lefort qui put constater l'absence de consolidation, et un chevauchement produisant un raccourcissement de 9 centimètres. Les fragments furent frottés l'un contre l'autre, et emprisonnés dans un appareil plâtré. Au bout de deux mois, la fracture ne s'était pas sensiblement modifiée. M. Lefort se décida à employer d'autres moyens. Jugeant que le séton, la résection suivie ou non de la suture des os, exposaient le malade à des accidents graves, il se décida pour l'extension permanente, d'autant plus volontiers qu'une statistique de Gurlt lui avaient appris que 11 malades sur 14 avaient

été guéris par ce moyen. Il appliqua donc l'extension
permanente au moyen de son appareil à vis. La
contre-extension était faite par une béquille appliquée
dans l'aisselle et par l'attelle interne dont l'extrémité
supérieure appuyait sur l'ischion. La traction de l'appareil était augmentée tous les jours, tous les jours
aussi sans cesser l'extension, les fragments étaient
frottés l'un contre l'autre. Le 31 décembre 1864, ils
avaient perdu leur mobilité, la consolidation était
faite. A partir du 2 janvier 1865 il put marcher avec
l'aide de deux béquilles. Quinze jours après il fut pris
d'un érysipèle grave. Il ne put quitter son lit que
dans les premiers jours de mars. Transporté à l'hôpital de Vincennes, il y demeura jusqu'au mois de juin.
Malgré plusieurs chutes, la solidité du cal ne se dé-
mentit pas. Vers le 15 juin, il abandonna les béquilles
pour se servir d'une canne.

www.ingramcontent.com/pod-product-compliance
Ingram Content Group UK Ltd.
Pitfield, Milton Keynes, MK11 3LW, UK
UKHW020037080726
13614UKWH00004B/1824